I0697177

Formas Para Mejorar Tus Erecciones

Paperback edition 2021

Formas Para Mejorar Tus ERECCIONES

FRENA La Disfunción Eréctil y AUMENTA Testosterona Naturalmente

Ing. Iván Salinas Román

Dedicado para aquellos que piensan que... Si no vas a cuidar tu cuerpo, ¿Entonces en donde piensas vivir?

Contenido

PROLOGO

Si hay algo vital absolutamente importante para todos los hombres es la calidad de nuestras erecciones, la calidad de nuestras relaciones sexuales, nuestra autoestima depende de ello. En este libro te voy a hablar de formas para mejorar tus erecciones, los consejos y causas de la disfunción eréctil, así como la alimentación para el aumento de la libido. También te explicare de como aumentar la testosterona de forma natural y todo lo referente a ello.

Cuando hablamos de salud tenemos que hablar de salud integral y cuando vamos a intentar mejorar la calidad de vida tenemos que atender a la nutrición, al deporte, al descanso, pero también a la calidad de las relaciones sociales que tenemos, a la capacidad de gestionar las emociones, al estrés y evidentemente en esta esfera emocional es de vital importancia la calidad de las relaciones sexuales que van a tener los hombres con las mujeres.

En este contexto, si hay algo que les preocupa no sólo a los hombres sino también a las mujeres, que están casadas o tienen relaciones con un hombre que pueda tener problemas a nivel eréctil, son la calidad de las erecciones.

Consejos para mejorar la calidad de las erecciones

Desde hace muchos años se proponen diversos principios activos, fármacos, diversas estrategias que van dirigidas a que todos los hombres podamos ser un sultán en la cama, que podamos tener una calidad de erecciones increíbles o que podamos tener múltiples orgasmos a lo largo de la noche y que nuestras condiciones sexuales sean las mejores.

Hasta el 65% de los hombres a lo largo de su vida van a tener problemas en la calidad de las erecciones por diversas circunstancias, ya sea por problemas de vascularización, problemas de diabetes, hormonales, seniles, etcétera y es por eso vital que atiendas a estos consejos primordiales para aumentar tu calidad de erecciones.

❖ Mejora la vascularización
❖ Vigila Niveles de hormonas sexuales
❖ Correcta gestión del estrés
❖ Nutrición correcta
❖ Principios activos fitoterápicos
❖ Vasodilatadores
❖ Control de tu área emocional

Mejora la vascularización

Mejorar la vascularización de tu pene es vital para tener una mejor calidad en las erecciones, en muchas ocasiones lo que está ocurriendo es una pequeña arterioesclerosis, una pérdida de elasticidad de las arterias que tienen que llegar a los músculos cavernosos de forma que variables como el exceso de tabaco, como una posible diabetes tanto tipo 1 como tipo 2, excesos de azúcar, exceso de triglicéridos, de colesterol, de la coagulación y la densidad a nivel sanguíneo.

Todo esto está generando una pequeña arteriosclerosis, una pérdida de elasticidad de tus arterias y evidentemente cuando vas a tener relaciones sexuales no existe el flujo necesario de sangre y de oxígeno a nivel de la musculatura del pene de forma que no vas a conseguir la eficiencia de la erección que estás buscando.

Para eso puedes ponerte en manos de un urólogo, se te puede hacer una ecografía y diversas pruebas que puedan verificar si existen problemas de vascularización en dicha zona, ante lo cual posteriormente existen diversos tratamientos.

Niveles de hormonas sexuales

Vigilar el nivel de tus hormonas sexuales esto es vital y necesario, por dos variables:

En primer lugar, gracias a unos niveles y una biodisponibilidad correctos de tus hormonas sexuales testosterona y estrógeno, vamos a conseguir que la calidad de las erecciones sea mayor.

¿Qué ocurre cuando tienes poca testosterona en tu cuerpo?

Ocurre que la musculatura de tu cuerpo puede menguar, puede ser que vayas incluso a hacer ejercicio y no obtengas los beneficios en cuanto a la hipertrofia, la potencia muscular que tú estás buscando y en cuanto regulas tus niveles de testosterona que son muy bajos al inicio de hacer deporte, entonces tu musculatura empieza a responder.

Exactamente lo mismo va a ocurrir con la musculatura cavernosa que tenemos en el pene, que depende de la testosterona. En esa musculatura cavernosa tenemos receptores y cuando tienes poca cantidad de testosterona y cuando tienes elevaciones de estrógeno puede repercutir seriamente en la calidad de tus erecciones.

Así que lo primero que tienes que hacer es hacerte una analítica, un análisis de laboratorio, donde observes valores como la testosterona total, testosterona libre, la SHBG que es un parámetro que nos indica la biodisponibilidad de la testosterona.

También observaras los niveles de estrógenos y hablar con tu urólogo, con tu endocrino para observar si tienes un impacto negativo en la calidad de tus elecciones como consecuencia de que tengas niveles de hormonas sexuales desbalanceados.

A partir de ahí vas a tener que establecer diversas herramientas, puede ser que tengas que elevar de forma natural tus niveles de testosterona de lo que hablaremos más adelante o puede ser que quizá por edad, por exposición a fármacos, etcétera, tu testículo no sea capaz de liberar con la eficiencia suficiente esos niveles de testosterona que estás buscando, quizá en ese momento tienes que generar una reposición externa de testosterona para llegar al nivel que te va a permitir la calidad de erecciones que estás buscando.

Pero muy importante independientemente de que intentes obtener una mejoría de tus elecciones gracias a tu testosterona endógena o gracias a la testosterona exógena, es muy importante que tengas dos variables a tener en cuenta para que la testosterona funcione bien en tu organismo.

Lo primero es mantener bajos los niveles de grasa corporal, esto es bien conocido que un hombre a partir del 16 o 18 por ciento de grasa corporal y sobre todo si esa grasa se te acumula a nivel abdominal, es muy probable que tu organismo no sepa gestionar y balancear correctamente tu testosterona y parte de esta testosterona la transformé a estrógeno, a partir de la aromatasa que es una enzima que encontramos en la grasa abdominal y visceral.

Después, si vas a intentar elevar los niveles de testosterona endógeno o vas a incorporar una testosterona exógena, haz deporte y sobre todo balancea el ejercicio aeróbico y anaeróbico gracias a eso vas a tener además niveles adecuados de neurotransmisores como la dopamina, como la acetilcolina que se encuentran muy vinculados a la calidad de las erecciones.

 Ahora en segundo lugar, sobre todo gracias al ejercicio anaeróbico de pesas, de hipertrofia, tu organismo va a liberar o va a expresar mejor los receptores de testosterona tanto en la musculatura estriada, como la musculatura de los cuerpos cavernosos y la testosterona hará mucho mejor efecto.

Correcta gestión del estrés

Cuando te hablo del estrés, quiero que entiendas que tan peligroso es el estrés físico, como emocional.

Una persona que entrene mucho (sobreentrenamiento), una persona que tenga que trabajar 60 horas a lo largo de la semana, una persona que no duerme que tenga alteración de sus biorritmos o una persona que aparentemente no tenga que trabajar mucho no tenga mucho estrés físico pero que tenga un estrés emocional o esté pasando por un conflicto emocional que le genera mucha liberación de adrenalina, que le impide dormir, que le hace estar obsesivo alrededor de ese conflicto emocional, va a tener consecuencias en la gestión correcta de sus propias hormonas sexuales y evidentemente en la calidad de sus erecciones.

Todo lo que compete a la calidad de las esferas, por un lado esa elevación de adrenalina, de cortisol, de prolactina va a impedir que tengamos la dopamina suficiente como para buscar las relaciones sexuales y por otro lado esa elevación de cortisol, de adrenalina, de prolactina, de neurotransmisores que se liberan cuando hay situaciones de alarma va a hacer que el hipotálamo sienta que es el peor momento para buscar relaciones sexuales, porque estás sintiendo que hay un ambiente hostil.

¿y qué ocurre cuando el hipotálamo siente estas circunstancias tan negativas en tu vida?

Pues que va a intentar que no busques las relaciones sexuales, que no tengas hijos, que no tengas descendencia y produce un descenso en la GNRH, que es la hormona liberadora de gonadotropina, de forma que la hipófisis ya no va a liberar ni GNRH, ni FSH y la capacidad de tu testículo de liberar tanto testosterona como espermatozoides de forma eficiente se va a ir al suelo.

Es por ello que tantas personas en situación de estrés ya sea físico o emocional, no tienen apetencia sexual, no tienen ganas de tener relaciones sexuales esto se observa constantemente y que quizá están en una circunstancia muy negativa a nivel laboral, puede ser que estén sobre entrenando mucho, puede ser que sea un deportista profesional, observa lo que digo, que esté en su pico de forma, que esta espectacular entrenando en su deporte, pero su organismo evidentemente se encuentra con muchísima inflamación y se encuentra con ese ambiente hostil que hace que el hipotálamo genere una disminución de la liberación de testosterona y eso evidentemente va a repercutir en toda la esfera sexual y la calidad de las erecciones.

Así que todas las variables que cada uno de nosotros la podamos o sepamos como manejar el estrés físico, emocional y la capacidad que puedas tener para relajarte, para tener mayor descanso para dormir mejor, puedes utilizar técnicas de meditación, terapia psicológica o cualquier variable que a ti te vaya bien para relajarte y para gestionar mejor el estrés físico o emocional va a repercutir positivamente en tu calidad de erecciones.

Nutrición correcta

Tener una nutrición adecuada y correcta es muy importante por dos variables que pueden existir si descontrolas tu nutrición diaria, por un lado que tengas obesidad, que tengas mayor porcentaje de grasa, que estés con una inflamación crónica de bajo grado consecuencia de ese sobrepeso arrastrado en el tiempo, que caigas en un síndrome metabólico y una resistencia a la insulina y esto va a afectar muy negativamente por un lado la liberación de testosterona por otro lado en el aumento de estrógeno la hormona femenina y en la disminución de dopamina.

Esto se observa muchísimo en hombres a partir de los 35 o 40 años que puedan tener sobrepeso, diabetes tipo 2 o síndrome metabólico de forma que esa sobre nutrición es exceso calórico alargado en el tiempo sobre todo de la mano de un déficit en la quema de calorías porque no hace deporte, porque tiene una vida muy sedentaria lo que ocasiona pérdida en la calidad de las erecciones.

A todo esto, evidentemente vamos a sumar que una persona que tenga un superávit calórico muy arrastrado en el tiempo y que caigan en estos desórdenes metabólicos, va a tener más predisposición a que esas arterias de las cuales te he platicado antes, empiecen a tener menor elasticidad y no llegue el flujo sanguíneo de forma coherente a tu pene.

Por otro lado tendríamos la otra circunstancia, un déficit calórico y esto también se observa mucho sobre todo en deportistas que tiene un déficit calórico alargado en el tiempo que bajan mucho peso o personas que no son deportistas pero en seis meses pierden 15 kilos o 20 kilos, evidentemente ante un déficit calórico extremo, una pérdida de grasas que sabes que son importantísimas para la capacidad de fabricar de sintetizar testosterona por parte de tu testículo, ante una carencia de proteínas que es vital para que tu organismo pueda mantener y sostener tu masa muscular, el organismo de nuevo va a sentir un clima hostil y va a hacer que el hipotálamo generó una disminución en la liberación de hormonas que activan a tu testículo para liberar testosterona.

Así que es muy importante que balances tu nutrición, que tengas una correcta gestión en la entrada de proteínas, también de carbohidratos para generar picos de insulina que pueden ser beneficiosos en el entorno del entrenamiento, un correcto control de grasas, un correcto balance omega 6, omega 3, una correcta entrada de minerales porque estos son cruciales para la vascularización, para la elasticidad, para el uso del potasio del boro de determinados minerales que van a facilitar que la disponibilidad de la testosterona o la elasticidad de tus arterias sean correctas.

En definitiva tienes que mantener una nutrición correcta, saludable que permita que tus porcentajes de grasa sean correctos y que no caigas tampoco en un déficit calórico extremo.

Principios activos fitoterápicos

Existen muchísimos productos basados en la fitoterapia, principalmente de la medicina china o de la medicina ayurvédica que nos van a ayudar de varias formas para mejorar nuestra calidad de erecciones. tenemos el muira puama, tenemos la mucuna pruirens, la maca, epimedium, existen diferentes principios activos que nos van a favorecer por un lado el aumento de la dopamina, que es crucial porque nos va a permitir que tu organismo sea capaz de balancear el estrés, que la prolactina no se eleve y que de esa forma esa inhibición de la cual antes te ha hablado para elevar la liberación de testosterona por parte de tu testículo no se vea inhibido como consecuencia del estrés.

Por eso se habla de adaptógenos como la Ashwagandha, como la rodiola o el ginseng, que en esos momentos de estrés donde tu organismo tiene que luchar ante la inflamación pueden ayudarte a que toda la esfera sexual no se vea repercutida y por otro lado sustancias como el epimedium o el muira nos pueden ayudar además a facilitar la llegada de sangre mejorando la elasticidad de tus arterias y mejorando de esa forma indirectamente la calidad de tus erecciones.

Vasodilatadores

Aquí entraríamos siempre y cuando hayas intentado balancear todos los anteriores consejos. Si ya estás haciendo deporte, tienes un porcentaje de grasa adecuado, has observado que tu nutrición es adecuada, ya te has asegurado que no tienes un problema de base de diabetes, de triglicéridos elevados, de hipertensión, etcétera y todos los consejos anteriores y observas que realmente esa calidad de erecciones no está mejorando, quizá tienes que hablar con tu médico, con el urólogo o con el endocrino y plantearte la toma de vasodilatador, es para que localmente en la zona pélvica pueda existir la llegada de sangre que necesitamos para esa calidad de erecciones.

Primero antes de recurrir a un fármaco quizá puedes plantearte la ingesta de vasodilatadores naturales, como puede ser la arginina pero sobre todo la citrulina malato que previo a un entrenamiento o tomado si no entrenas por la noche, nos va a facilitar que el organismo libere óxido nítrico a nivel sistémico y que evidentemente colateralmente todos esos músculos cavernosos vayan a verse beneficiados por la llegada de oxígeno.

En segundo lugar, tendríamos los fármacos que nos producen un aumento de ese óxido nítrico que es la molécula principal que nos favorece la vasodilatación a nivel local de la zona pélvica.

Hablemos de estos tres principios activos

1.- La viagra, cuya vida media son 68 horas aproximadamente es para unas relaciones sexuales que vayan a ser muy a corto plazo, pero el peligro que tienen es que te va a generar una vasodilatación corporal sistémica muy alta también e incluso puedes tener mucho picor en todo el cuerpo la cara se te puede poner muy roja hasta morada, las orejas te pueden empezar a picar porque hay tanta vasodilatación que en todo el organismo se está generando esa llegada de oxígeno.

Ten en cuenta que tendríamos el problema de que si eres un cardiópata que está usando nitratos o eres una persona que abusa de drogas recreativas, podría existir una energía fatal a nivel cardiovascular así que en estos dos casos evidentemente ni se te ocurra tomar viagra.

2.- Tendríamos por otro lado el cialis, el famoso tadalafilo que dura aproximadamente unas 48 horas en sangre y que sin lugar a dudas es el fármaco que principalmente se usa para todas las personas que tengan problemas a nivel de la calidad de erección, se puede tomar aproximadamente cada 3 o 4 días 20 miligramos, se puede tomar la dosis de 5 miligramos diariamente que es el tratamiento ideal para personas que tienen disfunción eréctil crónica.

3.-Finalmente tendríamos el levitra, este tiende a durar 3 o 4 días aproximadamente y con una o dos pastillas a lo largo de la semana es más que suficiente.

Sí que es importante que si vas a tener de forma crónica esta toma de los vasodilatadores químicos incorpores al menos un gramo de Ester de vitamina c a lo largo del día, porque debido a esas vasodilatación tán importantes que se van a producir en tu cuerpo hay mucho riesgo de producción de sustancias reactivas de oxígeno de radicales libres que pueden afectar a la calidad de tus arterias y necesitamos en ese momento antioxidantes, así que te recomiendo que una vez al día simplemente tengas esa prudencia de incorporar un gramo de ester de vitamina c

También tenemos los vasodilatadores locales para personas que el viagra o el cialis y levitra no vaya a funcionar y se trata de infiltraciones de prostaglandinas locales que se tienen que infiltrar previo a la relación sexual en el pene, en el músculo cavernoso con una pequeña inyección con jeringa de insulina y eso nos va a favorecer una vasodilatación aproximadamente de 40 a 50 minutos.

Esto normalmente no se va a usar en el uso clínico, pero lo comento sobre todo se tiende a usar por personas con graves problemas cardiovasculares de arteriosclerosis o personas con miedo escénico literalmente a las relaciones sexuales, como puede ser un actor porno alguien que tenga que hacer shows en vivo y no queda otra que realizar esa infiltración para generar la vasodilatación local al menos a corto plazo.

Vigila tu área emocional

Un dato muy importante es que las encuestas y los profesionales de la psicología relatan que hasta el 70% de los hombres con problemas de erecciones tienen un componente emocional de base, claro pueden existir muchas variables como falta de autoestima, inseguridad, miedos, problemas evidentemente con tu pareja, puedes tener una vida sexual muy activa y a partir de una discusión a partir de un conflicto emocional, a partir de un despido profesional y tener ciertas inseguridades en casa de la noche a la mañana parece que empiezas a tener problemas en la calidad de tus elecciones y haces absolutamente todos los consejos de los cuales te estado hablando o incluso usas una viagra o cialis y no tienes una erección al gusto que tú quieres o tu pareja y a partir de ahí se genera ese miedo escénico ese miedo a tener relaciones sexuales porque ya no las estoy disfrutando quiero demostrar a mi pareja que tengo erecciones, quiero demostrar a mi pareja que aún me sigue gustando y quiero demostrarme a mí mismo que soy hombre etcétera.

A partir de ahí empiezan a surgir obsesiones, compulsiones, ese miedo escénico a las relaciones sexuales, la inseguridad además para comunicar lo que me está pasando a mi pareja. Así que si eres un hombre que está pasando por esta situación y se está alargado en el tiempo que además esto generando conflictos con tu pareja lo está llevando todo por dentro quiero que sepas que hasta el 70 vuelvo a repetirte de los hombres con problemas de erección es tienen un componente emocional de base.

Esto lo puedes resolver, quizás una ayuda con dos o tres sesiones de un terapeuta sexual que te haga ver desde fuera el problema, que te va a ver de otra forma que te ayude a comunicar esta circunstancia con tu mujer porque estos problemas en muchas ocasiones realmente son un punto de inflexión quizá para acercar y generar mayor intimidad emocional con tu pareja y son circunstancias que a la postre van a ser incluso más positivas para generar mayor intimidad, mayor cercanía y mayor comprensión, pues que para eso tenemos una relación, no solo para tener relaciones sexuales constantemente sino para generar esa intimidad emocional que absolutamente todos los hombres y las mujeres necesitamos.

Hablar de salud medicina implica hablar de todos los recursos que tenemos para mejorar la prevención de patologías para mejorar el curso de las patologías, pero hablar de medicina también implica hablar de todas las variables que tenemos para mejorar la calidad de vida y evidentemente en esta calidad de vida influye muchísimo la calidad de tus erecciones, la calidad de tus orgasmos, la calidad de toda tu esfera sexual.

Causas de la disfunción eréctil

Menor flujo Vascular

Una de las causas más frecuentes es un menor aporte de sangre a el órgano, menos flujo vascular esto ocurre cuando el aparato cardiovascular y las arterias están comprometidas, están menos saludables y tienen enfermedad.

Esto suele ocurrir en enfermedades metabólicas como diabetes tipo 2, una enfermedad cardiovascular y aquí hay que hacer poner atención porque la disfunción eréctil normalmente es un marcador de daño endotelial (el endotelio es el recubrimiento interno de los vasos) imagina, un vaso sanguíneo como una tubería, pues esa tubería tendrá un recubrimiento externo, pero también tendrá un recubrimiento interior.

Ese recubrimiento interno es el endotelio que es un órgano en sí mismo que produce sustancias, se contrae o se dilata, pues es endotelio está dañado y tiene menos capacidad de dilatarse, de vasodilatarse.

En cuanto aparece la disfunción eréctil probablemente haya cierto grado de disfunción endotelial y esto no lo podemos dejar pasar porque puede ser uno de los indicadores más prematuros de enfermedad cardiovascular.

Alteraciones hormonales

Hay muchos trastornos y problemas hormonales que pueden condicionar la disfunción eréctil, por eso los endocrinos también ven pacientes con disfunción eréctil. Una producción y síntesis de testosterona menor de lo necesario, es una de las causas, un hipogonadismo o una prolactina muy elevada también puede generar un hipogonadismo y producir este problema de disfunción eréctil y baja la libido.

La hipertensión arterial no controlada o mal controlada también es causa de disfunción eréctil, la dislipemia contribuye a esa enfermedad cardiovascular y contribuye al daño endotelial, es decir tener una alteración, un exceso de lípidos de grasas en la sangre, el envejecimiento es una causa fisiológica de disfunción eréctil, es obvio por eso conforme pasan las décadas, hay más prevalencia de disfunción eréctil y de tantas otras cosas por desgracia y nos hacemos viejos, envejecemos.

Medicación, Tabaco, alcohol y obesidad

Hay mucha medicación, muchos fármacos que se prescriben y que facilitan una menor libido y disfunción eréctil.
También antihipertensivos, fármacos para la tensión arterial, diuréticos o incluso muy frecuente antidepresivos medicación que se pone para trastornos del estado de ánimo.

El tabaco

Es una lacra social que genera mucha impotencia entre los profesionales de la salud porque de verdad se acaban las herramientas para hacer que la gente no fume y la gente sigue fumando y sigue produciendo, autoproduciéndose este tipo de problemas, el tabaco es probablemente de lo más dañino para los vasos sanguíneos por no decir lo más dañino que tenemos entre lo que hacemos en nuestro estilo de vida.

El alcohol

Un consumo de alcohol elevado también es causa frecuente de disfunción eréctil, no ingieras alcohol o bebe poco alcohol.

Sobrepeso y obesidad

Que probablemente sea una de las primeras causas hoy en día de disfunción eréctil, porque se relaciona con diabetes con enfermedad cardiovascular con alteraciones hormonales con la hipertensión prácticamente con todo lo que estamos comentando en el apartado de causas.

Causas psicológicas

Esto es algo que altera todo lo demás, estrés ansiedad, depresión, problemas intrafamiliares, problemas laborales, problemas de pareja, todo eso potencia las causas fisiológicas de disfunción eréctil y siempre hay cierto componente psicológico que a veces es previo al problema o a veces es secundario al problema.

Que evitar en nuestro estilo de vida

Antes de plantearte introducir elementos nuevos, tendremos que plantear que evitamos en nuestro estilo de vida, lo primero es evitar el azúcar simple y carbohidratos refinados, porque se relacionan con muchas de las cosas que hemos visto en las causas de enfermedad cardiovascular, diabetes tipo 2, y obesidad.

Sobre todo, evita ultra procesados por el mismo motivo evita alcohol, porque ya lo hemos dicho aquí y evita tabaco porque ya lo hemos dicho las causas también y ahora pasamos con el apartado más interesante ya que hemos hecho visto las causas y de dónde puede estar el problema.

ALIMENTOS QUE INCREMENTAN LAS ERECCIONES

¿Qué alimentos podrían ayudarte contra la disfunción eréctil?

La disfunción eréctil es un problema de salud más frecuente de lo que nos pensamos, cuando hablamos de disfunción eréctil hablamos de la incapacidad para realizar una erección o mantenerla en el tiempo suficientemente como para disfrutar de una relación íntima.

Todavía por estigma, por tabú o simplemente por vergüenza, muchos hombres tienen este problema y no consultan al médico. Muchas veces ni siquiera lo dicen a nadie, ni siquiera amigos, ni nada de nada, se lo guardan. La disfunción eréctil tiene muchas causas que ahora veremos las más importantes, pero la pregunta que les planteo es la siguiente... la disfunción eréctil está relacionada con el estilo de vida, ¿con lo que comemos o con lo que hacemos?

Pues obviamente la respuesta es sí existen muchos factores de tu estilo de vida que pueden empeorar o incluso pueden precipitar la disfunción, para que te hagas una idea de la magnitud del problema en varones de menos de 40 años hasta un 23 por ciento de esos varones pueden tener disfunción eréctil.

Pero es que cuando nos vamos a series de varones de más de 40 años, hasta un 50 por ciento puede llegar a tener cierto grado de disfunción eréctil.

Por lo que es un problema como veras es bastante frecuente, pero tratamientos que me puede ofertar la medicina para combatir o mejorar este problema pues por suerte hay tratamientos orales, pastillas.

También hay tratamientos menos agradables que son intra uretrales o incluso intra cavernosos es decir hay herramientas farmacológicas que nos van a ayudar, pero siempre les hablare primero de estilo de vida.

Aceite de Oliva

El primer elemento o alimento es el aceite de oliva virgen extra, que ya sabemos que es muy saludable por muchos otros motivos, pero aquí su contenido en mufas, que lo son ácidos grasos monoinsaturados, que son especialmente interesantes para la síntesis de hormonas, por lo tanto, el papel del aceite de oliva en síntesis de hormonas que van a mejorar esa disfunción eréctil.

Pescado azul

 El pescado azul viene condicionado por su gran contenido en omega 3 y por la mejoría en la salud cardiovascular y endotelial, que generan esos ácidos grasos omega 3.

Fitonutrientes

Este alimento realmente no es un alimento como tal, es un fitonutriente que está en muchos alimentos, los flavonoides son fitonutrientes nutrientes compuestos bioactivos presentes en plantas en diferentes alimentos y que mejoran la salud del endotelio, el endotelio es el órgano clave aquí en la disfunción eréctil, mejorando la salud del endotelio vamos a mejorar el problema.

Las fresas son ricas en fitonutrientes y en flavonoides, arándanos, los cítricos manzanas o peras, muchas frutas son muy ricas en flavonoides por eso las frutas son muy recomendables.

El cacao

El cacao presente por ejemplo en el chocolate negro es un gran alimento vasodilatador tienen sustancias diferentes que producen vasodilatación, es decir que los vasos sanguíneos se abran y pase sangre por eso vasos sanguíneos y también contiene muchos flavonoides que son el punto anterior, por lo tanto, el chocolate negro al menos 85% de ahí en adelante inclúyelo en tu dieta si tienes algún problema de este tipo.

La Granada

Una fruta de la que se habla poco, pero que es buenísima y que tiene de verdad muchos beneficios. La granada ha demostrado incluso aumentar en algunos estudios la concentración de testosterona, ha demostrado aumentar la libido tanto en hombres como en mujeres y en estudios preclínicos incluso ha demostrado cierta actividad antineoplásica en cáncer de próstata y otros problemas urológicos en el varón. Por lo tanto, la granada es un grandísimo alimento.

La sandía

Cuando estamos en época de calor, la sandía algunos autores incluso han empezado a llamar a la sandía como una viagra natural, yo me quedo bastante lejos de darle ese calificativo, pero sí que es verdad que contiene dos elementos que son especialmente interesantes en la disfunción eréctil que son la l-arginina y l citrulina, dirás qué tiene que ver la l-arginina y la citrulina, estos aminoácidos en la disfunción eréctil, tiene que ver porque la arginina es precursor del óxido nítrico y la citrulina también aumenta la síntesis del óxido nítrico y el óxido nítrico podríamos decir que es la molécula con mayor potencial vasodilatador del organismo y mayor producción de óxido nítrico se ha relacionado con tensiones más bajitas porque las tuberías ya no están muy rígidas, ya no están contraídas están más relajadas y por lo tanto todo aquello que contribuye a la síntesis de óxido nítrico, va a ayudar a mejorar el problema.

Nitratos inorgánicos

En la misma línea, en el mismo hilo, los nitratos inorgánicos que son otra vez compuestos que facilitan la producción de óxido nítrico en nuestras células, estos nitratos inorgánicos se encuentran en la remolacha en gran cantidad, por eso veis muchos deportistas sobre todo deportistas de resistencia que toman zumo de remolacha en grandes cantidades antes de una prueba, esto es para aumentar la cantidad de nitratos inorgánicos y aumentar la cantidad de óxido nítrico, para vasolidatar los vasos y hacer que lleguen más sangre al resto de tejidos sobre todo al músculo. Esto implica llevar más oxígeno, más hemoglobina y oxígeno al músculo a la célula muscular, a la miofibrilla muscular y que se contraiga con mayor eficiencia.

Por lo tanto, remolacha, col, espinacas, lechuga son vegetales que tienen gran cantidad de nitratos inorgánicos y que si incorporas de forma regular te van a ayudar.

El Ginseng

Es no es un alimento es un suplemento que se toma normalmente para tener más energía, más vigor en épocas de exámenes se puede meter en complementos multivitamínicos, se utiliza en esta línea, pero también ha demostrado mejorar la libido tanto en mujeres como en hombres, por lo tanto, también puede ayudar.

La disfunción eréctil es un problema súper frecuente y que normalmente nos lo guardamos y no decimos nada, esto es un grave error porque condiciona una menor calidad de vida y no hay necesidad hoy en día de callarse las cosas.

DISFUNCION ERECTIL Y TESTOSTERONA

Muchos hombres de edad avanzada recurren a terapias que incrementan los niveles de testosterona para mejorar sus problemas de impotencia sexual y su calidad de vida. La testosterona es una hormona masculina que se produce en los testículos y que, además de mantener los huesos y músculos fuertes, es la encargada de producir espermatozoides y de mantener el deseo sexual. Con la edad, los niveles de testosterona descienden de forma progresiva, lo que puede acabar desembocando en problemas de disfunción eréctil.

La disfunción eréctil o impotencia es una patología común cuya prevalencia se estima entre el 2 y el 10 por ciento en hombres de entre 40 y 50 años, entre el 30 y 40 por ciento de entre 60 y 70 y en más del 50 por ciento en mayores de 70. "La gran mayoría de los hombres, a lo largo de su vida, sufre algún problema de erección debido a ciertos medicamentos, estrés o enfermedades puntuales"

Cuando los episodios son más recurrentes se considera disfunción eréctil, "que es más común en aquellos pacientes que tienen diabetes, hipertensión, problemas neurológicos, cardiovasculares, de próstata, o de colesterol, aunque también influyen el tabaco y el alcohol".

LA TESTOSTERONA

La testosterona es la hormona sexual masculina más importante, tanto a nivel deportivo, de creación de masa muscular, a nivel sexual, cognitivo, emocional y demás funciones. Pero desgraciadamente muchos hombres tienen niveles bajos de testosterona, ya sea por sus hábitos y demás factores que la reducen.

 Si hay alguna hormona que despierte interés y que genera muchísimos interrogantes respecto a sus funciones de cómo podemos nivelarla, síntomas etcétera, es la testosterona. La testosterona es la hormona androgénica madre que existe dentro de los seres humanos tanto hombres, como mujeres, porque las mujeres también tienen testosterona.

En este libro te voy a explicar qué es la testosterona cómo funciona y las formas que tenemos para poder elevarla de forma natural. La testosterona es una hormona liberada en el caso de los hombres a nivel de los testículos y las glándulas suprarrenales y en el caso de las mujeres también en las cápsulas superas renales y en la capa externa de los ovarios.

La testosterona es una hormona esteroidea, eso significa que proviene del colesterol al igual que otras hormonas esteroideas como la cortisona, como el estrógeno, como la progesterona etcétera. En el caso del hombre se puede producir a nivel del testículo y en pequeñas concentraciones a nivel de la glándula suprarrenal.

Una vez liberada la testosterona en sangre la encontramos sólo un 3% en su forma libre y el 97% la encontramos unido a proteínas, son proteínas que la van transportando en la sangre como la albúmina y la globulina transportadora de hormonas sexuales.

Esta testosterona que queda libre va a realizar ya las diferentes funciones uniéndose ya los receptores androgénicos que tenemos en las membranas celulares. La testosterona va a llevar dos caminos o bien a través de la enzima 5 alfa reductasa dando lugar a la dihidrotestosterona, que es la fracción androgénica activa de la testosterona que se va a encargar de que a partir de la adolescencia no salgan granitos, no salga vello, la voz se nos esté haciendo más profunda, que aumentemos la masa muscular, que aumente la libido que aumente del pene, que tengamos más agresividad en cierto modo, más capacidades cognitivas y seamos más obsesivos.

Esas son las funciones androgénicas de la testosterona, pero si la testosterona va por otra ruta que es a través de la enzima aromatasa se transformará en estradiol. El estradiol es la hormona femenina por antonomasia y que puede dar lugar una serie de efectos colaterales que no son bienvenidos en el caso del hombre, como es la ginecomastia o el aumento de la glándula mamaria, retención de líquido, grasa, alteraciones emocionales, obsesiones, alteración de la libido, inflamación de la próstata. Entonces un hombre con una salud sexual adecuada a nivel hormonal va a tener mayor predisposición hacia la reductasa liberando más dihidrotestosterona que estradiol.

Es muy importante a partir de la adolescencia y a partir de la década de los 20 y 30 años, que tengamos unos niveles adecuados de testosterona, pero sin lugar a dudas es más importante aunque a partir de los 35-40 años logremos sostener esos niveles de testosterona, porque a partir de los 35 o 40 años se va perdiendo de un 2 a un 5 % aproximadamente de la cantidad de testosterona en el hombre y lo peor la testosterona libre y la dihidrotestosterona también va disminuyendo a partir de los 35 años.

Funciones como la capacidad de realizar ejercicio, de hipertrofia, realizar ejercicios musculares, de fijar minerales en los huesos, la capacidad sexual, la libido, la espermatogénesis, los aspectos emocionales ligados a la testosterona; pueden ir disminuyendo a partir de los 30 a 35 años si no se van controlando las medidas como las que les voy a comentar más adelante.

Lo importante que es la testosterona a nivel deportivo, a nivel muscular, a nivel sexual, a nivel cognitivo, a nivel emocional y es muy importante que sobre todo a partir de los 35 o 40 años, pero también evidentemente en la adolescencia o en la década de los 20 años cuides tu salud sexual y tus niveles de testosterona. Ahora les voy a compartir diversas formas para elevar los niveles de testosterona de forma natural.

TESTOSTERONA: Deporte de Fuerza

El deporte sin lugar a duda se ha demostrado en diversos estudios que puede hacer que el testículo libere más testosterona principalmente el deporte anaeróbico. Lo ideal serían las pesas y los ejercicios compuestos, pero también podría ayudar mucho, cualquier tipo de deporte que genere roturas musculares, que genere un entrenamiento de fuerza, de potencia, también donde podamos movilizar fibras musculares de todo nuestro organismo a alta intensidad va a provocar estímulos que hagan que nuestro testículo libere más testosterona.

Desde estímulos derivados en el sistema nervioso simpático que hagan que el hipotálamo ya responda, desde la liberación de LH por parte de la hipófisis para liberar esa hormona luteinizante que haga que la que el testículo libere más testosterona. Lo que vamos a lograr cuando realizamos esas contracciones musculares, roturas musculares y esa liberación de residuos musculares como el ácido láctico es que el organismo tenga que compensar y tenga que adaptarse para retornar a la homeostasis, al equilibrio y lo va a realizar ordenando desde el hipotálamo, hipófisis y al testículo que se logre adaptar liberando más testosterona.

Así que haz deporte, claro controlando el factor del sobreentrenamiento, porque si nos pasamos de ejercicio y no descansamos lo suficiente, porque queremos entrenar los 6 o 7 días a la semana ejercicio anaeróbico o incluso doble sesión, vamos a ocasionar lo contrario, que liberemos altas cantidades de cortisol y que se produzca una caída de testosterona. Así que entrena de forma inteligente y principalmente en rango anaeróbico.

TESTOSTERONA y Controlar tu porcentaje de grasa

Es muy importante que cualquiera de las estrategias que te estoy comentando siempre las hagamos acompañado de un porcentaje de grasa equilibrado. Lo ideal en un hombre es entre un 12%, quizá un poco menos hasta un 10% y por encima hasta un 15% o 16% de grasa, no más allá. El problema en un hombre que tenga un porcentaje de grasa de un 18 o 20 o 22%, es que va a tener mucha cantidad de grasa en su cuerpo, principalmente grasa abdominal y la enzima aromatasa la encontramos principalmente en la grasa, de forma que cualquier estrategia que sea realizada en un intento de producir testosterona, ya sea el deporte, ya sea la nutrición o cualquier adaptógeno dirigido a aumentar el nivel de testosterona, si empezamos a hacer todas estas estrategias con un nivel de grasa del 20 del 22 por ciento, lo que va a ocurrir es que el testículo liberara testosterona y de ahí esta testosterona aromatizara elevando el nivel de estrógeno y eso no nos va a interesar para nada.

Así que es mejor al principio cuando te inscribas al gimnasio y quieras realizar cualquier estrategia nutricional deportiva, baja el porcentaje de grasa y a partir de un porcentaje del 13 o 14 por ciento, ya podrás realizar otras herramientas, otros tips dirigidos a aumentar el porcentaje de la testosterona en el cuerpo. De igual manera, si tienes un porcentaje de grasa entre un 5 o 6%, es muy bajo el porcentaje de grasa, el organismo va a bajar el nivel de testosterona, va a aumentar la prolactina, se va a producir cierto hipotiroidismo y el testículo va a ralentizar la liberación de testosterona, en un intento de parar toda la actividad metabólica tan elevada que existe e intentar aumentar el porcentaje de grasa.

Entonces hay que buscar tener un porcentaje de grasa equilibrado entre un 10 y un 15%, si puedes en una época de verano bajar a un 9 u 8 porciento, pero solo en esa época de verano.

TESTOSTERONA Y NUTRICION

Para hablar de la testosterona y la nutrición lo más importante es que hablemos del vínculo que existe entre las grasas y la producción de testosterona por desgracia durante muchísimos años en la época de los años 80 y 90, se realizaron muchísimas dietas que iban dirigidas a reducir del todo el porcentaje de grasa, eso ocasionaba que no existiera casi cantidad de ácidos grasos esenciales y colesterol. La testosterona es una hormona esteroidea, eso significa que necesitamos colesterol para que el testículo tenga la capacidad necesaria para liberar testosterona.

Entonces es muy importante que realicemos dietas donde exista la cantidad suficiente y necesaria de grasas, importante también que tengamos un control de las cargas glucémicas de nuestra dieta. Necesitamos carbohidratos, pero para aquellas personas que no realicen prácticamente deporte, que tenga muy poca masa muscular, su tasa metabólica basal va a estar muy disminuida y si además, realice un alto consumo de hidratos de carbono de alta carga glucémica, harinas refinadas, azúcares, va a ocasionar con el paso de los años resistencia a la insulina. Esto implica una elevación de la globulina transportadora de hormonas sexuales, que es esa molécula que hemos dicho antes que se encarga de fijar la testosterona y que no se encuentre libre.

Si esta molécula se encuentra muy alta como consecuencia de la resistencia a la insulina e incluso, aunque aumentes las cantidades de testosterona por un precursor que tomes o por cualquier circunstancia como por hacer ejercicios de fuerza, la testosterona no va a estar libre. Por eso es tan importante que bajes siempre de peso, que nuestro porcentaje de grasa no sea elevado y que nuestra sensibilidad a la insulina sea correcta.

Eleva la dopamina

La dopamina, nos va a permitir disminuir la prolactina. Estamos en una sociedad donde por diversas circunstancias el estrés al que nos sometemos, el sobreentrenamiento que puede ocasionarse en muchísimos deportistas, dietas rigurosas, la desnutrición, la falta de sueño etcétera, el organismo puede entrar en muchísimas ocasiones en síndromes de estrés, tanto físico como emocional, que puedan ocasionar una elevación de prolactina y la elevación de la prolactina ocasiona que las gonadotropinas, que son las hormonas que son liberadas por parte de la hipófisis y que impactan en el testículo para que se produzca la liberación eficiente de testosterona, no se lleve a cabo.

Esto lo podemos compensar liberando dopamina, lo podemos conseguir con ayunos intermitentes, con dietas cetogénica, con precursores como la l tirosina y la Mucuna pruriens y como les dije, si nuestra dopamina está controlada en especial por la mañana vamos a conseguir que nuestros niveles de testosterona sean más altos.

Cuidado con los Fármacos

Hay que tener cuidado con determinados fármacos, existen determinados fármacos tóxicos que nos pueden provocar un desplome de la testosterona, los betabloqueantes que se pueden dar para las arritmias, antihipertensivos, el finasteride es el fármaco que va dirigido contra la alopecia. El finasteride de hecho actúa en las 5 alfa reductasa, que es la molécula encargada de elevar la de dihidrotestosterona, el finasteride va a ocasionar que el pelo no se te caiga, porque al inhibir esa enzima los niveles dihidrotestosterona se desploma, pero como consecuencia el resto de las funciones androgénicas que puedes tener como la musculatura, la recuperación muscular, la potencia sexual, la libido e incluso nuestras emociones pueden también verse afectadas.

Así que hay que vigilar las dosis, modular y adaptarlas. Podemos hacernos analíticas para ver cuál es nuestro nivel de dihidrotestosterona y ver la modulación en miligramos que podemos tomar del finasteride. Cuidado también con la metformina, aunque es un fármaco sensibilizador a la insulina y nos puede venir muy bien, pero a partir de los 850 miligramos al día ha demostrado que los niveles de testosterona libre se desploman. Como todo siempre de lo que comparto, hay que ir adaptando y equilibrando.

El alcohol

Cuidado con el alcohol, porque el alcohol ha mostrado aumentar los niveles de estrógeno. Si has observado alguna vez, alguna fotografía de un alcohólico o cualquier persona que abuse mucho del alcohol, puede tener incluso ginecomastia. Esto se produce porque el alcohol genera hepatitis tóxica y en el hígado es donde se produce la filtración de los estrógenos. Cuando una persona tiene una intoxicación hepática, por ejemplo, por el alcohol u otros tóxicos los niveles de estrógeno no pueden ser filtrados, se quedan muy altos y eso puede ocasionar ginecomastia y alteraciones de la testosterona. Así que hay que ir con cuidado con muchos de los fármacos que se pueden tomar, ir con cuidado también con el alcohol, con otros tóxicos e intentar limitarlos.

Tomar alcohol afecta el equilibrio hormonal, específicamente la producción de cortisol, testosterona en los hombres y estrógeno en las mujeres.

Tomar alcohol en exceso produce menos testosterona. Entre otras funciones, esta hormona masculina produce células que estimulan la formación de masa ósea. Algo similar ocurre con las mujeres, en quienes el alcohol puede reducir los niveles de estrógeno, con lo que se puede incrementar su riesgo de sufrir osteoporosis.

Suplementos: Testosterona

Los adaptógenos suplementos específicos que nos pueden venir bien, precursores de testosterona. La vitamina D, lo recomendable es primero hacerse antes una analítica, para verificar realmente que existe una concentración disminuida de vitamina D.

En muchas ocasiones principalmente personas que no viven en la costa, que no les está dando el sol en invierno pueden tener niveles de testosterona más disminuidos y de vitamina D, eso se produce porque la vitamina D es fundamental para que liberemos testosterona de forma eficiente,

El zinc también es muy importante, es un mineral que se encarga también de modular a la aromatasa por eso muchísimos precursores hormonales tienen zinc, porque nos van a modular inhibir la aromatasa, reduciendo el estrógeno y aumentando la cantidad de testosterona.

Podemos hablar de otros precursores hormonales como es el tribulus, como el ácido aspártico que está bastante en auge actualmente.

Sólo unos pocos potenciadores naturales de testosterona están respaldados por estudios científicos.

La hierba con el mayor respaldo en investigación se llama ashwagandha.

Un estudio probó los efectos de esta hierba en hombres infértiles y encontró un incremento del 17% en los niveles de testosterona y un aumento del 167% en el número de espermatozoides.

En hombres saludables, la ashwagandha aumentó los niveles en un 15%. Otro estudio descubrió que redujo el cortisol en alrededor del 25%, lo que también puede ayudar a la testosterona.

El extracto de jengibre también puede aumentar sus niveles. Es una hierba deliciosa que también proporciona otros beneficios para la salud.

La mayor parte de la investigación sobre el jengibre se ha realizado en animales. Sin embargo, un estudio en humanos infértiles descubrió que el jengibre puede aumentar los niveles de testosterona en un 17% e incrementar los niveles de otras hormonas sexuales y esenciales.

Calidad de sueño

 Tener buena calidad de sueño permite que tu cuerpo descanse. De nada nos va a servir ninguna de anteriores herramientas de las que hemos desarrollado, que entrenes perfecto, que tomes precursores hormonales, que vigiles tu dieta, si luego duermes tres horas por la noche, si estás estresado, si entrenas por la mañana aeróbico y luego haces pesas por la tarde siete días a la semana, estás rompiendo tanto las fibras musculares que eso va a ocasionar que el cortisol se te dispare, que la prolactina se te dispare, que la dopamina se desplome y que evidentemente como consecuencia colateral los niveles de testosterona tanto total, como libre se desplomen, y que el estrógeno se te eleve.

Esto lo podemos observar muchísimos deportistas profesionales que cogen un pico de forma y como no saben descansar lo suficiente, quieren entrenar todos los días, quieren exprimir y aprovechar ese momento de punto de forma. Llega un momento donde el organismo se para, produce todas estas hormonas asociadas al estrés y la testosterona se desploma, con lo que la persona empieza a caer muscularmente, empieza a perder colágeno, empieza a inflamarse. Así que estate pendiente de esos síntomas de los cuales te informa tu cuerpo.

Ya que cuando estés estresado, te duelen las articulaciones, te cueste levantarte por la mañana, te cueste dormir. Así que relájate si hace falta, déjate unos días de descanso y no entrenes para favorecer que el organismo vaya encontrando constantemente la homeostasis necesaria, como para que el descanso favorezca y con ello, la producción de testosterona. Como ves la testosterona es fundamental para muchísimas funciones dentro del hombre a nivel sexual a nivel deportivo a nivel cognitivo a nivel emocional son muchísimas las áreas en las cuales tiene repercusión la testosterona.

Estrés y la testosterona

La testosterona, hormona sexual masculina por mérito propio, es la encargada del desarrollo de las características sexuales masculinas, así como de la respuesta sexual.

Cuando la gente experimenta niveles de estrés altos durante largos periodos de tiempo, la producción de testosterona disminuye, ya que el cuerpo prioriza la liberación de otras hormonas como el cortisol, más útiles ante situaciones de estrés o peligro.

El estrés y la ansiedad pueden disminuir los niveles de testosterona de los varones, lo que puede derivar en un problema de disfunción eréctil.

Los incrementos no naturales en el cortisol pueden reducir rápidamente la testosterona. Estas hormonas funcionan de manera proporcionalmente opuesta: a medida que una sube, la otra baja.

El estrés y el alto nivel de cortisol también pueden incrementar la ingesta de alimentos, el aumento de peso y el almacenamiento de grasa corporal dañina alrededor de sus órganos. Asimismo, estos cambios pueden afectar negativamente a sus niveles de testosterona.

Tanto para la salud óptima como para los niveles hormonales, debe tratar de reducir las situaciones estresantes y repetitivas en su vida.

AYUNO INTERMITENTE

El ayuno intermitente nos puede mejorar muchísimo también la liberación de testosterona, por todas las modulaciones hormonales que nos va a producir de forma positiva aumentando la dopamina por la mañana, mejorando la sensibilidad a la insulina, bajando las glucemias y porque gracias al ayuno intermitente vamos a facilitar que el organismo elimine disruptores hormonales, como el bisfenol los ftalatos son moléculas que alteran la funcionalidad de nuestras hormonas sexuales y que se acumulan en la grasa de forma que cuando se realiza ayuno intermitente el organismo es capaz de liberar de forma más solvente y más rápida, esos disruptores hormonales que interactúan en la correcta función de la testosterona.

Los efectos del ayuno intermitente en la testosterona son los siguientes:

Aumenta la hormona luteinizante

La hormona luteinizante (LH) estimula la producción de testosterona en las células de los testículos; como puede imaginar, si pudiera aumentar los niveles de esta hormona precursora de la testosterona, sería capaz de elevar sus niveles de andrógenos.
Y tampoco tienes que saltar a través de aros para aumentar tus niveles de LH – por suerte para ti, los periodos cortos de ayuno son adecuados.

Aumenta la hormona de crecimiento

La testosterona y la hormona del crecimiento (GH) son potentes hormonas anabólicas (formadoras de músculo), y se ha demostrado que se correlacionan entre sí. De forma emocionante, las investigaciones han demostrado que puedes aumentar tus niveles de GH de forma natural hasta un 2000% con sólo un ayuno de 24 horas.

Aumenta la sensibilidad a la insulina

Los estudios han demostrado una correlación positiva entre los bajos niveles de testosterona y la resistencia a la insulina: por lo tanto, la literatura científica actual sugiere que cuanto más sensible a la insulina sea usted, más altos serán sus niveles de testosterona.
Entonces, ¿hay una forma rápida y fácil de aumentar los niveles de sensibilidad a la insulina? Si has estado prestando atención, sabrás el tema recurrente: ¡el ayuno intermitente!

De acuerdo con las investigaciones, el ayuno intermitente demuestra beneficios significativos para la resistencia a la insulina. Siguiendo la misma línea de razonamiento, usted puede, por lo tanto, hacer uso del ayuno intermitente para aumentar la sensibilidad del cuerpo a la insulina y elevar su testosterona.

Disminuye la masa grasa

Puede que no lo sepas, pero cuanta más grasa corporal retengas, menos testosterona podrá producir tu cuerpo. Si actualmente estás en el lado más pesado de la balanza, no te preocupes. La pérdida de peso suele hacer que los niveles de producción de testosterona de su cuerpo vuelvan a subir.

Los estudios realizados en personas obesas y con sobrepeso han demostrado sistemáticamente que cuanto mayor sea la cantidad de pérdida de peso, mayor será el aumento de testosterona. Y no tienes que perder 50 libras tampoco – sólo el 5% de pérdida de peso puede aumentar los niveles de testosterona bastante.

Comprensiblemente, la pérdida de peso puede ser un desafío para muchos; si le resulta difícil mantener las libras para aumentar los niveles de testosterona, debería intentar un ayuno intermitente.

5. Disminuye los niveles de leptina

La leptina es una hormona producida principalmente por las células grasas que ayuda a regular el equilibrio energético inhibiendo el hambre. Es la hormona que te dice, para ya estoy lleno y a veces esta hormona la tenemos inestable.

Como resultado, aumentarás la masa grasa más de lo previsto. Como se mencionó anteriormente, la producción de testosterona disminuye cuando la masa grasa aumenta. Afortunadamente, el ayuno intermitente puede restablecer la sensibilidad a la leptina y así aprenderás a controlar tus porciones de nuevo.

Síntomas de testosterona baja

1. Problemas con las erecciones

La testosterona baja puede dificultar obtener o mantener las erecciones. La testosterona estimula los tejidos del pene para que produzcan óxido nítrico, el cual inicia varias reacciones que causan una erección.

Si los niveles de la hormona son demasiado bajos, un hombre puede no ser capaz de tener una erección.

Los siguientes son otros factores que pueden causar disfunción eréctil:

- fumar
- problemas relacionados con la tiroides
- colesterol alto
- estrés o ansiedad
- consumo de alcohol
- diabetes
- hipertensión arterial

2. Pérdida de cabello

Muchos hombres experimentan pérdida de cabello como parte natural de la edad, y la pérdida de cabello relacionado con la edad también puede afectar a las mujeres.

Los autores de un estudio de 2012 determinaron que los implantes de testosterona favorecían el crecimiento del cabello en algunas mujeres que estaban recibiendo tratamiento para síntomas de deficiencia de la hormona sexual.

3. Reducción de la masa ósea

La testosterona ayuda a producir tejido óseo y mantener el volumen óseo. La testosterona baja puede causar una reducción en este volumen, el cual puede hacer que los huesos sean más susceptibles a las fracturas.

4. Reducción del tamaño de los testículos

Un hombre con testosterona baja puede notar una reducción en el tamaño de sus testículos que no se relaciona con las temperaturas frías.
El escroto también se puede sentir más blando de lo usual.

5. Reducción en la cantidad de semen

El semen es el líquido que forma la mayor parte de la eyaculación masculina. Este tipo de líquido ayuda al esperma a moverse hacia el óvulo. La testosterona ayuda a estimular la producción de semen y los niveles reducidos de semen pueden indicar una reducción en la testosterona. También puede causar problemas con la fertilidad.

6. Dificultad para dormir

Los hombres con testosterona baja pueden tener dificultad para quedarse dormidos o permanecer dormidos. Muchos hombres con testosterona baja también tienen apnea del sueño. Este trastorno potencialmente grave hace que una persona deje de respirar temporalmente, lo cual interrumpe el sueño.

7. Menor deseo sexual

Los hombres con testosterona baja con frecuencia experimentan una reducción en su deseo sexual.
La reducción en el deseo sexual ocurre naturalmente con la edad, pero cuando la causa es testosterona baja, un hombre notará una disminución significativa en el deseo por el sexo.

8. Reducción de la masa muscular

La testosterona juega un papel en el desarrollo de la masa muscular y la reducción en los niveles de la hormona puede causar una pérdida significativa de masa muscular. Sin embargo, mientras que la testosterona baja causa una reducción en la masa, la función y fortaleza de los músculos no se reduce, de acuerdo con los hallazgos de una revisión de 2016.

10. Disminución en los niveles de energía

La testosterona baja puede causar reducción en los niveles de energía y fatiga. Una persona se puede sentir cansada, aún después de un descanso adecuado o puede desarrollar un menor interés en el ejercicio o actividad.

11. Un aumento en la grasa corporal

Una reducción en la testosterona puede causar un incremento en la grasa corporal. En algunos casos, los hombres con deficiencia de la hormona desarrollan ginecomastia, lo que causa un agrandamiento de los senos.

12. Cambios de humor o cambios de ánimo

Alguna evidencia sugiere que los hombres con bajos niveles de testosterona tienen probabilidad de experimentar falta de concentración, irritabilidad y depresión.

REPOSICION DE TESTOSTERONA EXOGENA

Antes de llegar a este punto, tenemos primero que poner en practica y desarrollar todas las herramientas que tenemos naturales para poder incrementar la testosterona.

La hormonoterapia se encuentra cada vez más extendida, cada vez hay más endocrinos y especialistas en antienvejecimiento que intentan equilibrar el sistema hormonal tanto como del hombre y de la mujer , que con el paso de los años no se asuma el declive que hay a nivel hormonal, no es lo mismo el estado hormonal que tiene una persona de 20 años, a uno de 40 o 60 años, y eso tiene serias consecuencias a nivel metabólico, inmunológico, emocional, porque cambia mucho la manera de enfrentar nuestra vida.

Nuestras glándulas endocrinas van envejeciendo con el paso de los años, a partir de ahí tenemos varias consecuencias como el sistema inmunológico va a estar más deprimido, vas a quemar u oxidar menos grasa en reposo, la temperatura no va a estar igual, la activación del sistema nervioso no va a ser la misma, la función sexual evidentemente va a bajar muchísimo.

Por eso es recomendable que al tener bajos valores como consecuencia de la edad acercarnos a un endocrinólogo o ginecólogo en caso de ser mujer y vigilar los niveles hormonales.

TESTOSTERONA: Factores que bajan los niveles

Factores Que Pueden Bajar Tus Niveles De Testosterona

- EXCESIVA CANTIDAD DE GRASA CORPORAL

- DIETA AGRESIVA O SIN COHERENCIA

- DISRUPTORES HORMONALES

- EL ESTRÉS

- EXPOSICIÓN A FÁRMACOS

- EL SOBRE-ENTRENAMIENTO

- LOS TÓXICOS (DROGAS

Testosterona e Hipertrofia

(Creación de masa muscular)

Si tenemos más testosterona, como consecuencia vamos a tener más facilidad para hipertrofiar, para fabricar masa muscular y esto es crucial para nuestro metabolismo. Ejemplo, un niño a los 12 o los 13 años aproximadamente, empieza a exponerse cada vez a mayores concentraciones de testosterona, esto hace que aumente mes a mes su masa muscular y en cuestión de dos años aproximadamente entre los 13 y los 15 años, este niño puede aumentar hasta un 20 por ciento su tasa metabólica basal.

La tasa metabólica basal es el total de calorías que tu organismo quema simplemente por el hecho de estar vivo y de que depende principalmente la tasa metabólica basal, depende de la cantidad de masa muscular que tienes y es por ello que a partir de los 35-40 años no debes única y exclusivamente hacer dietas o pautas que vayan dirigidas a adelgazar, debes integrar herramientas en tu vida que vayan dirigidas a mejorar tu composición corporal teniendo poco porcentaje de grasa y teniendo paulatinamente más masa muscular o al menos sosteniéndolo.

A partir de los 35-40 años, si tienes más masa muscular, tendrás más tasa metabólica basal y vas a quemar más en reposo y por lo tanto no tendrás que hacer después otras acciones demasiado limitantes o agresivas, no tendrás que hacer dietas hipocalóricas reduciendo excesivamente carbohidratos o hacer demasiado aeróbico, etcétera.

Es por ello por lo que es vital, tanto si eres hombre o mujer, que controles tus niveles de testosterona, porque gracias a ello, lograras el mantenimiento de tu masa muscular y por consecuencia mantendrás tu tasa metabólica basal.

Testosterona y Sensibilidad a la Insulina

La testosterona en tu metabolismo mejora la sensibilidad a la insulina y esto es crucial, como todos sabemos y hablamos más de esta epidemia mundial que gira alrededor de la resistencia periférica a la insulina y de las consecuencias que tiene.

Esta resistencia periférica a la insulina se debe que esos receptores periféricos que tenemos en la musculatura a la insulina empiezan a funcionar mal, si empiezan a funcionar mal cada vez que te expones a carbohidratos, cada vez que incluso te expones a altas cantidades de proteína y tu páncreas libera insulina, no se va a poder generar una unión flexible de la insulina, a los receptores periféricos que se encuentran en la musculatura son los llamados receptores glut4. El **Glut4** es el transportador de glucosa específico del músculo esquelético, se encuentra también en el tejido adiposo y miocardio. Esto va a generar una mayor predisposición a hiperinsulinemia, lo cual se encuentra alrededor de síndromes de ovario poliquístico, de endometriosis, infertilidad, obesidad central, aumento de grasa visceral etcétera.

Todo esto gira alrededor de la resistencia a la insulina y sabemos que cuando las concentraciones de testosterona, tanto en hombre, como mujer se encuentran preservadas, existen mayor sensibilidad a la insulina simplemente por el hecho de mantener más masa muscular. Entonces si tú mantienes más masa muscular estriada periférica, tienes más receptores glut4 y podrás seguir con el paso del tiempo más sensible a la insulina.

Testosterona y Lipolisis

La testosterona en tu metabolismo mejora la lipólisis y esto es consecuencia de favorecer la sensibilidad a la insulina. Cuántas veces hemos visto personas que pueden tener un nivel de testosterona muy bajo prácticamente indetectable por diversas, puede ser por determinados fármacos, por aumento de grasa abdominal, sedentarismo, por un hipogonadismo que se ha desarrollado a los 50 a los 60 años y ves como la persona tiene poca masa muscular periférica, tiene mucha grasa abdominal y haciendo prácticamente la misma dieta, haciendo prácticamente la misma cantidad de deporte y gasto calórico.

Ahora, simplemente por incrementar con un gel con un parche los niveles y las concentraciones de testosterona en sangre, la grasa y el perímetro abdominal empieza a descender, esto es generado gracias a esa mejoría en la sensibilidad a la insulina, ocasionado por el aumento de testosterona y esto ocurre tanto en hombres como mujeres.

Ya sabemos en la literatura científica está muy bien descrito que un aumento en la testosterona produce una disminución en la globulina fijadora de hormonas sexuales, lo cual se encuentra totalmente vinculado con la mejoría en la sensibilidad a la insulina y el proceso de la lipólisis, que es la capacidad que tiene el organismo para usar los ácidos grasos que se encuentran en forma de triglicéridos en los adipocitos para empezar a usarlo como recurso energético.

De esta forma evidentemente cualquier persona que quiera integrar herramientas alrededor de la nutrición, del deporte, etcétera y tenga balanceadas las concentraciones de testosterona va a tener una mayor capacidad de lipólisis de quemar grasa.

Testosterona y Ambiente Hormonal

La testosterona tiene beneficios hormonales en el resto de las hormonas valga la redundancia. Sabemos que el sistema hormonal se encuentra de forma armónica, trabajando de forma sinérgica, una hormona está beneficiando a la otra y es por ello por lo que cuando una persona tiene hipogonadismo, que es una afección en la cual los testículos en los hombres y los ovarios en las mujeres producen pocas o ninguna hormona sexual, o una mujer tiene sobre todo a partir de la menopausia, unos niveles excesivamente disminuidos de testosterona, esto va a repercutir en otras hormonas, se va a producir un descenso de dehidroepiandrosterona, que es una hormona crucial para el sistema inmune, para el sostenimiento de la masa muscular, para la neuroplasticidad.

Una disminución de testosterona va a generar mayor tendencia a una elevación de cortisol, porque vas a tener menos masa muscular, te va a costar más enfrentarte al estrés, al descanso. Esto te va a generar mayor elevación de cortisol con todos los estragos que puede generarte una mayor concentración de cortisol en tu organismo, como gluconeogénesis, aumento de glucosa, inmunosupresión, desmineralización del hueso, etcétera.

En todo este contexto muchas personas que además tienen el nivel de testosterona muy bajo en sangre, acaban teniendo cierta predisposición y tendencia hacia el hipotiroidismo subclínico, que es una patología que causa estragos en múltiples áreas.

En definitiva, tenemos que modular el equilibrio del sistema hormonal y de forma indirecta el sistema metabólico, esto implica que todas las hormonas estén en rango correcto y en este caso mantener las concentraciones adecuadas de la testosterona va a ser crucial para balance a la dehidroepiandrosterona (DHEA), para balancear estrógeno y progesterona en la mujer, para balancear la tiroides y para balancear también la hormona de crecimiento.

Testosterona y Síndrome Metabólico

La testosterona previene y mejora el síndrome metabólico, si has estado observando los hilos diferentes de los cuales te estado compartiendo, habrás notado como una pérdida de testosterona implica pérdida de masa muscular.

Esto puede implicar una alteración del cortisol, de la tiroides, una mayor tendencia a la lipólisis, etcétera. Una resistencia a la insulina y todo esto puede acabar generando el síndrome metabólico.

En los últimos 20 años cada vez hablamos más de la epidemia actual que estamos viviendo alrededor del síndrome metabólico, que sería la consecuencia de la resistencia a la insulina y que daría lugar a una mayor predisposición a diabetes tipo 2, a patologías cardiovasculares y neurovasculares, a procesos degenerativos en especial a nivel neuronal e inflamación generalizada en el organismo.

Si te das cuenta prácticamente todas estas patologías están aumentando de forma exponencial en la sociedad y todo este síndrome metabólico gira alrededor de la resistencia a la insulina y si previamente te ha hablado de que la testosterona facilita la sensibilidad a la insulina y de esta forma vamos a mejorar el control de la glucosa, la lipólisis vamos a favorecer una disminución de la grasa abdominal e indirectamente todas las patologías y síntomas que giran alrededor del síndrome metabólico van a ser prevenidos.

Testosterona e Inflamación

La testosterona va ligado a la mejoría de la meta inflamación te preguntarás ¿qué es eso de la meta inflamación?

En los últimos años, principalmente en los últimos 10 y 15 años aproximadamente, se habla más de este término para hacer alusión al equilibrio y el trabajo íntimos que existe entre el sistema metabólico hormonal y el sistema inmunológico.

Cuando una persona se encuentra en este contexto de resistencia a la insulina, tiene mayor tendencia a acumular ácidos grasos en forma de triglicéridos en el adipocito y el adipocito esta célula que acumula triglicéridos se inflama.

Al inflamarse el adipocito se genera una serie de reacciones bioquímicas, enzimáticas, etcétera, que hacen que el sistema inmunológico se ponga en alerta y que se acabe generando una mayor liberación de citoquinas, que son moléculas inflamatorias liberadas por el sistema inmunológico como la proteína c-reactiva el factor de necrosis tumoral alfa, la interleucina 1, interleucina 6, etcétera.

Este caldo de cultivo que se genera a nivel sistémico hace que la persona tenga mayor predisposición a fibromialgia, fatiga crónica, dolor muscular, dolor articular a falta de energía alargada en el tiempo, incluso va a tener mayor predisposición a no poder controlar sobre infecciones bacterianas, virales, mayor predisposición incluso a esas tormentas de citoquinas que por desgracia hemos visto en el último año con la pandemia que estamos viviendo con los virus respiratorios, todo esto depende de que tu sistema inmunológico no esté bien balanceado, bien controlado y esto depende mucho de que tu sistema metabólico a su vez no esté bien controlado, por eso se habla de ese término que es meta inflamación para hacer referencia al vínculo tan íntimo que existe entre el sistema inmunológico y el metabolismo.

Todo aquello que favorezca una mejoría en la sensibilidad a la insulina, todo aquello que nos favorezca una reducción de la grasa visceral y una desinflamación de la grasa visceral, indirectamente va a mejorar a la funcionalidad y la competencia de tu sistema inmune y es por ello que controlar la testosterona y sus concentraciones adecuadas tanto en hombres, como mujeres va a ser vital para esas consecuencias positivas en tu sistema inmune.

Tradicionalmente hablar de testosterona, ha significado hablar de los beneficios que nos aporta esta hormona a nivel de rendimiento deportivo, a nivel de fuerza, a nivel de capacidad para fabricar masa muscular o alrededor de las virtudes que nos aporta la testosterona en torno a la sexualidad, la calidad de las erecciones en el caso de los hombres o el foco cognitivo tanto en hombres como mujeres, todo esto es super importante para nuestra salud, pero es excesivamente reduccionista hablar de la testosterona tan sólo en estos términos, cuando esta hormona es crucial para mejorar la sensibilidad a la insulina, para fabricar masa muscular y que de forma indirecta reduzcamos grasa y mejora la lipólisis, para que gracias a la testosterona mejoremos también la funcionalidad de nuestro sistema inmune.

El tiempo, es lo más preciado que tenemos, por lo mismo les doy las gracias de haberse tomado el tiempo de haber leído el libro, espero que les ayude en el día a día y que aporte beneficios a sus hábitos saludables.

Si te gustan estos temas, te ofrezco gratis uno de los titulos de la lista de abajo (pdf).

Mensaje con e titulo del libro que desees ing_isr@hotmail.com

Autor de libros

- Entrenamiento Cientifico con pesas
- Estrés:Herramientas para Reducirlo y Eliminarlo
- Ayuno intermitente en el deporte
- ENERGIA TODO EL DIA
- MEGA GLUTEOS Y PIERNAS
- 10 Habitos Anti-Envejecimiento
- Como Ser Mas Inteligente
- 15 METODOS PARA BAJAR DE PESO
- MEGA PIERNAS
- La verdadera Pandemia
- Dieta Cetogenica en el Deporte
- Ayuno intermitente y dieta cetogenica en el deporte

Si el libro te ayudo o te despejo dudas, si gustas, de favor apóyame con un comentario o calificación en Amazon

Autor

Autodidacta, apasionado de la nutrición, metabolismo, fitness en general y ayuno, estudie ingeniera química. Soy de Veracruz, Mexico. Siempre actualizándome, basándome en estudios de ciencia, metaanálisis e investigaciones. Tratando siempre de ayudar a las personas que quieran agarrar las riendas de su salud.

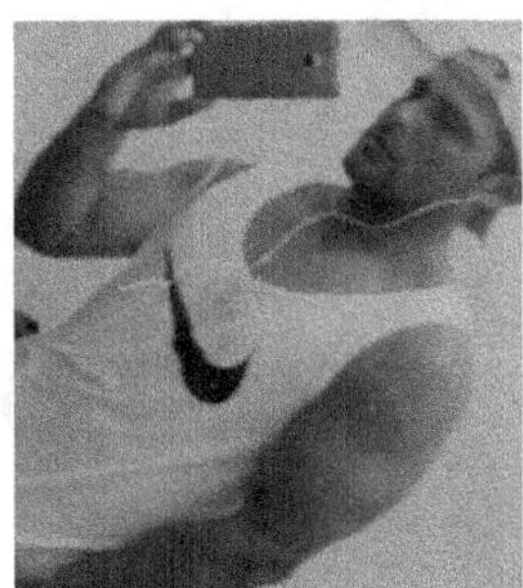

Contacto

Comentarios, dudas, criticas constructivas o para contacto por WhatsApp envía mensaje a:

ing_isr@hotmail.com

Formas Para Mejorar Tus ERECCIONES

FRENA La Disfunción Eréctil y AUMENTA Testosterona Naturalmente

Ing. Iván Salinas Román